COMPTE RENDU STATISTIQUE

DU SERVICE MÉDICAL

DE LA

SOCIÉTÉ DE SECOURS MUTUELS DU PREMIER ARRONDISSEMENT

DE PARIS

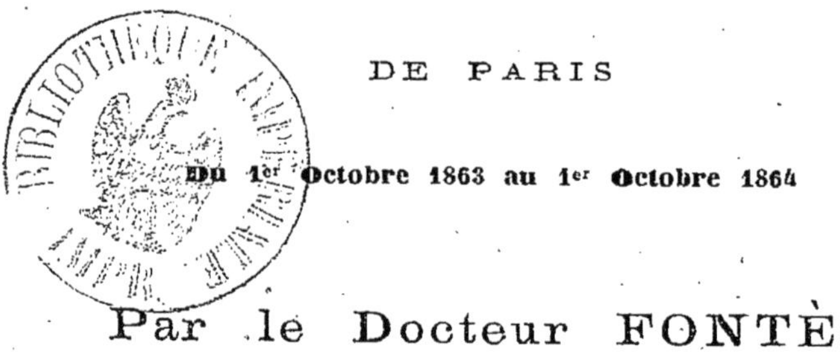

Du 1er Octobre 1863 au 1er Octobre 1864

Par le Docteur FONTÈS

L'UN DES MÉDECINS DE LA SOCIÉTÉ

PARIS

IMPRIMERIE ET LITHOGRAPHIE RENOU ET MAULDE

Rue de Rivoli, n° 144

—

1865

COMPTE RENDU STATISTIQUE

DU SERVICE MÉDICAL

DE LA

SOCIÉTÉ DE SECOURS MUTUELS DU 1er ARRONDISSEMENT DE PARIS

Du 1er Octobre 1863 au 1er Octobre 1864

Par le Docteur FONTÈS

Mesdames, Messieurs,

Il est un fait d'une haute importance, qui a pu vous être annoncé comme probable il y a quelques années et qui se dégage entièrement du doute par la succession des comptes rendus que vos médecins viennent apporter tous les ans dans vos Assemblées générales. Les maladies observées parmi vous se répètent avec une uniformité bien digne de fixer l'attention, soit que l'on considère la nature des maladies dominantes, soit que l'on observe les modifications spéciales que ces maladies présentent fréquemment. Chaque année est venue ajouter sous ce rapport un nouveau degré de certitude aux remarques qu'avaient fait naître nos premières recherches, si bien qu'il n'est plus permis à ceux auxquels est confié le soin de votre santé de ne pas se dire en désignant tel ou tel groupe de maladies : c'est là qu'est le danger le plus grand pour nos sociétaires ; c'est de ce côté que règnent les influences qu'il

2

nous est impérieusement commandé de combattre sans relâche. Et, au risque de ne pas vous soustraire à l'ennui de quelques répétitions, nous ne faillirons pas à cette tâche et saisirons toutes les occasions de vous indiquer les préceptes d'hygiène les plus efficaces pour lutter avec avantage contre les causes morbides qui pèsent sur vous.

Voici d'abord notre compte rendu de l'Exercice qui vient de finir. Nous nous renfermons, comme d'habitude, dans la période comprise entre le 1er octobre 1863 et le 1er octobre 1864.

Le nombre des malades inscrits est de............... 326

Pour ne pas laisser de lacune dans ce travail, je reprends 21 malades............................... 21 qui étaient encore en traitement au 1er octobre 1863, et dont le sort n'était par conséquent pas fixé à l'époque du dernier compte rendu.

Cela porte notre nombre pour cette année à.......... 347

Le nombre des cas de maladie s'est réparti comme il suit :

Chez les hommes.....................................	215
Chez les femmes.....................	132
	347

En décomposant ces chiffres, on trouve :

Hommes des halles...............	136
Hommes étrangers aux halles........................	79
	215

Femmes des halles...................................	44
Femmes étrangères aux halles	88
	132

Total des malades appartenant aux halles..............	180
Total des malades étrangers aux halles................	167
	347

La comparaison de ces chiffres avec ceux que fournit la composition de la Société au 1er octobre 1863 nous donne les rapports suivants (1) :

Sur l'ensemble des Sociétaires... $\dfrac{347}{771}$ Soit 45 malades p. 100.

Les Sociétaires hommes........ $\dfrac{215}{429}$ Soit 50 — p. 100.

Les Sociétaires femmes........ $\dfrac{132}{342}$ Soit 39 — p. 100.

Les hommes des halles........ $\dfrac{136}{227}$ Soit 60 — p. 100.

Les hommes étrangers aux halles. $\dfrac{79}{202}$ Soit 39 — p. 100.

Les femmes des halles........ $\dfrac{44}{113}$ Soit 39 — p. 100.

Les femmes étrangères aux halles. $\dfrac{88}{219}$ Soit 38 — p. 100.

Lss Sociétaires des halles dans leur ensemble.................. $\dfrac{180}{340}$ Soit 53 — p. 100.

Les Sociétaires étrangers aux halles dans leur ensemble........ $\dfrac{167}{431}$ Soit 39 — p. 100.

(1) Composition de la Société :

Hommes des halles	227
Femmes des halles	113
Hommes étrangers aux halles	202
Femmes étrangères aux halles	229
	771

D'où :

Total des hommes	429
Total des femmes	342
Total des Sociétaires des halles	340
Total des Sociétaires étrangers aux halles	431

Journées de maladie.

De nos 347 malades, nous devons retrancher :

10 n'ayant pas suspendu leur travail ou n'ayant pas rendu leur feuille au 1ᵉʳ octobre 1863.

6 encore en traitement.

Total 16.

Il reste 331 malades qui ont fourni un total de 8,606 journées de maladie.. En moyenne, 26.00

Les hommes ont eu 5,118 journées........ — 23.80

Les femmes ont eu 3,488 journées........ — 26.42

Les hommes des halles, 3361 journées... — 27.71

Les femmes des halles, 1,121 journées.... — 25.48

Les hommes étrangers aux halles, 1,757 journées.................................... — 22.24

Les femmes étrangères aux halles, 2,367 journées.................................... — 26.90

Les hommes des halles ont, d'après ce tableau, une moyenne supérieure de plus de cinq journées à celles des Sociétaires étrangers aux halles.

Pour les femmes, la moyenne a été sensiblement la même des deux côtés.

TABLEAU PAR MOIS DES INSCRIPTIONS DE MALADIE

MOIS	HOMMES des HALLES	HOMMES étrangers AUX HALLES	FEMMES des HALLES	FEMMES étrangères AUX HALLES	TOTAUX	
Reste de l'an passé	6	5	5	5	21	
Octobre	6	9	4	3	22	} 75
Novembre......	11	5	2	7	25	
Décembre......	9	7	2	5	23	
Janvier........	15	7	4	7	33	} 87
Février........	12	4	9	6	31	
Mars..........	9	4	1	4	18	
Avril.........	10	5	2	8	25	} 77
Mai..........	12	5	1	16	34	
Juin..........	9	7	3	6	25	
Juillet........	11	4	4	9	28	} 87
Août..........	14	8	4	8	34	
Septembre.....	12	9	3	4	28	

Les deux saisons extrêmes, l'hiver et l'été, donnent deux chiffres identiques, 87; le printemps et l'automne, deux chiffres un peu moins élevés et à peu près égaux, 75, 77.

CHAPITRE Ier

Maladies internes

---

§ 1. *Affections de la muqueuse des bronches, catarrhes aigus ou chroniques.*

Nombre de cas. 74
Journées de maladie. 1,991
Moyenne. 26.90
Maximum. 180
Minimum. 5
Morts. 2

Deux fois la maladie n'a pas été jugée assez grave pour motiver la suspension du travail.

Dans trois cas, elle a présenté la forme du catarrhe suffocant.

Dans trois autres, il y a eu complication de tubercules.

§ 2. *Rhumatismes.*

1° Rhumatisme sans fièvre occupant un autre siége que les lombes.

Nombre de cas. 17
Journées de maladie. 448
Moyenne. 26.35
Maximum. 97
Minimum. 9

Deux malades n'ont pas suspendu leur travail.

Nous noterons parmi les cas observés sous ce titre :

Une crépitation douloureuse des tendons,
Une endocartite,
Une céphalalgie,
Une pleurodynie,
Un torticolis.

2° Lombagos.

Nombre de cas.................................... 14
Journées de maladie............................... 205
Moyenne.. 14.64
Maximum... 20
Minimum... 9
Un cas sans suspension du travail.

3° Rhumatismes articulaires aigus.

Nombre de cas.................................... 4
Journées de maladie............................... 78
Moyenne.. 19.50
Maximum... 36
Minimum... 8

4° Goutte, rhumatisme goutteux.

1 cas.
36 journées de maladie.

§ 3. *Névralgies.*

Nombre de malades................................ 6
Journées de maladie............................... 158
Moyenne.. 26.33
Maximum... 43
Minimum... 7
Deux fois la névralgie a porté sur le nerf sciatique.
Une fois sur le nerf crural.
Une fois sur les nerfs du côté paralysé chez une hémiplégique.

§ 4. *Angines, laryngites.*

Nombre de cas.................................... 18
Journées de maladie............................... 234
Moyenne.. 13
Maximum... 21
Minimum... 7

§ 5. *Pneumonies.*

Nombre de cas 8
Journées de maladie............................... 352
Moyenne.. 44
Maximum... 132
Minimum.. 15
Morts 2

Ce paragraphe offre un grand intérêt au point de vue pathologique. La maladie qui a donné le maximum de durée et qui a été guérie s'est montrée chez un homme depuis longtemps affecté de tubercules. Il a, en outre, présenté des symptômes d'alcoolisme, et c'est pour la seconde fois qu'il échappe dans des conditions aussi désastreuses à une pneumonie des plus graves.

Chez un autre de ces malades qui était arrivé à ce point qu'il paraissait n'avoir plus que quelques heures à vivre, nous avons eu l'heureuse chance, grâce à un effort salutaire de la nature et à une médication tonique qui nous avait paru pouvoir seule le sauver, de voir survenir ce que les médecins nomment une métastase, c'est-à-dire que la maladie a brusquement abandonné le poumon pour se jeter sur la parotide gauche. Si la terminaison fatale se trouvait ainsi éloignée, nous n'en devions pas moins conserver les plus grandes inquiétudes, l'expérience nous ayant appris que dans ces circonstances, l'organisme, déjà très-affaibli, résiste rarement à la longueur de la suppuration qu'entraîne l'inflammation de la plus volumineuse des glandes salivaires. Malgré toutes ces craintes, le malade est aujourd'hui complétement rétabli.

L'un des deux pneumoniques qui ont succombé avait été renversé sur la voie publique par une voiture appartenant à une grande entreprise parisienne. J'ai le regret de dire qu'un des médecins de cette administration, envoyé aussitôt et peut-être trop préoccupé des intérêts de cette dernière, persuada au bout de trois ou quatre jours au malade que l'accident n'aurait pas de suites (je veux croire qu'il était lui-même convaincu) et lui fit accepter au prix de cinquante francs un arrangement définitif. Malheureusement, dix ou quinze jours se passèrent et la guérison ne venait pas. La maladie faisait, au contraire, des progrès frappants. C'est alors que nous fûmes appelés et que nous constatâmes une pneumonie traumatique qui avait déjà atteint des proportions telles qu'il ne fut pas possible de l'enrayer.

Dans ces trois cas, comme dans un grand nombre d'autres, vos médecins se sont réunis pour s'éclairer mutuellement. Mais si je fais cette remarque, qui tend à prouver leur zèle, je ne voudrais pas que vous pussiez en tirer la conclusion que vous êtes dans un état fort grave par cela seul que vous les voyez arriver l'un et l'autre auprès de vous. Sachez donc qu'ils ont l'habitude de se faire part réciproquement des faits intéressants qu'ils rencontrent dans la Société, et qu'un pur intérêt scientifique suffit assez souvent pour qu'ils se donnent rendez-vous auprès d'un malade. Une maladie peut d'ailleurs présenter une certaine ambiguité sans que cette condition implique l'idée d'un danger. Retenez simplement ceci, c'est que chacun de nous est toujours prêt à répondre, le cas échéant, à un appel de son collègue.

§ 6. *Pleurésies.*

1 cas.

Guéri en 35 jours.

§ 7. *Affections intestinales.*

1° Embarras gastriques.

Nombre de cas....................................	11
Journées de maladie............................	86
Moyenne..	7.82
Maximum.......................................	12
Minimum.......................................	4

2° Gastro-entérines cholérines.

Nombre de cas..................................	10
Journées de maladie............................	139
Moyenne..	13.90
Maximum.......................................	33
Minimum.......................................	6

3° Dyssenterie.

3 cas, 27 journées, 8, 13, 6.

§ 8. *Phthisies pulmonaires.*

Nombre de cas..	5
Journées de maladie.................................	373
Moyenne...	74.60
Maximum...	147
Minimum...	20
Morts...	5

La forme de ces phthisies a été très-variable. L'une d'elles a eu une marche aiguë. Une autre a été compliquée de délire et de tremblement alcoolique. Une troisième a surtout porté sur le larynx. Celle qui s'est terminée en vingt jours a fini par une gangrène du poumon.

§ 9. *Fièvres intermittentes.*

Nombre de cas.......................................	5
Journées de maladie.................................	75
Moyenne...	15
Maximum...	20
Minimum...	5

L'une de ces fièvres a affecté la forme gastralgique.

Une autre coïncidait avec une brûlure qui a prolongé de quelques jours la suspension du travail.

§ 10. *Fièvres continues.*

Nous n'avons eu cette année ni fièvres éruptives ni fièvres typhoïdes.

§ 11. *Erysipèles*

Nombre de cas.......................................	6
Journées de maladie.................................	158
Moyenne...	26.33
Maximum...	86
Minimum...	7

Le Sociétaire qui a été malade pendant 86 jours était affecté d'un érysipèle gangreneux de la jambe des plus graves. Il a été traité par un médecin étranger à la Société.

Les cinq autres ont eu des érysipèles de la face dont la durée moyenne n'est plus que de 14 jours, si l'on fait abstraction du précédent.

§ 12. *Congestions encéphaliques*

Nombre de cas.. 3
Journées de maladie................................... 55
Moyenne... 18.33
Maximum.. 28
Minimum.. 11

§ 13. *Hémiplégies. (Paralysie d'un côté.)*

2 cas par hémorrhagie cérébrale.
Une ancienne a compté pour 122 journées de maladie.
Une survenue dans l'année pour 128.
Les malades ne sont pas guéris, quoique n'étant plus pour le moment à la charge de la Société.

§ 14. *Affections délirantes.*

1° Aliénation mentale, hypocondrie.
2 cas. 40.et 21 journées de maladie.
2° Délire alcoolique.
2 cas. 23 journées chacune.

§ 15. *Cancers.*

Nombre de cas.. 6
Journées de maladie................................... 690
Moyenne... 115
Maximum.. 180
Minimum.. 9
Morts... 5

Le cas minimum de 9 journées de maladie appartient à un cancer intestinal.

Deux fois nous avons eu affaire à des cancers du sein.
Deux fois à des cancers du foie.
Une fois à un cancer de l'estomac.

§ 16. *Maladies cutanées.*

Sous ce chef, nous trouvons chez les malades qui ont suspendu leur travail :

3 crythèmes.
Pour 11, 7 et 6 journées de maladie.
1 eczéma impetigineux pour 29 journées.
1 purpura pour 49 id.

Bon nombre d'autres cas analogues ont été traités à la consultation sans suspension de travail.

§ 17. *Affections utérines.*

1º Métrorrhagies.

Nombre de cas.	12
Journées.	599
Moyenne.	49,91
Maximum.	180
Minimum.	6

2° Ovarites.
1 cas.
12 jours.

3° Suites de couche.

2 cas. L'un de 15 journées, l'autre, qui n'a pas nécessité la suspension du travail.

Le nombre de nos métrorrhagies est cette année très-notable.

Dans deux cas elles étaient le symptôme de polypes ou corps fibreux.

§ 18. *Affections du foie.*

Nombre de cas.. 8
Journées de maladie............................... 149
Moyenne... 18.63
Maximum.. 55
Minimum... 8
Morts... 2

Trois coliques hépatiques se sont manifestées chez le même sujet. Deux fois nous avons eu affaire à des ictères spasmodiques légers. Une fois à une cirrhose incurable.

§ 19. *Affections diverses.*

Il nous reste 26 cas de maladie qui n'ont pas trouvé place dans les paragraphes qui précèdent.

Quatre attaques épileptiformes ayant entraîné 42, 15, 12 et 8 journées de maladie.

Trois anhémies consécutives.
90, 49 et 15 journées.
Trois hydarthroses.
49, 29 et 11 journées.
Trois affections du cœur.
52, 14 et 9 journées.

Un de ces malades, atteint depuis longues années et qui plusieurs fois avait été débarrassé d'une hydropisie grave, a succombé cette année.

Deux albuminuries.
27 et 18 journées.
L'un des malades a succombé.
Chez l'autre, nous avons eu une guérison qui était peu espérée.
Deux gastralgies.
36 et 9 journées.
Une arthrite traumatique.
17 journées.

Une paralysie de la vessie.

100 journées.

Une cystite du col de la vessie.

34 journées.

Une hémorrhagie intestinale.

11 journées.

Un œdème douloureux.

12 journées.

Je citerai enfin, pour ne rien omettre :

Une fluxion dentaire.

Une fièvre éphémère.

Une grossesse pénible.

CHAPITRE II

Maladies chirurgicales.

§ 1. *Phlegmons, abcès.*

Nombre de cas.................................... 15
Journées de maladie............................. 158
Moyenne....................................... 11.29
Maximum.. 27
Minimum... 4

Neuf fois la maladie a porté sur les doigts du membre supérieur.

§ 2. *Plaies diverses.*

Nombre de cas.................................... 11
Journées de maladie............................. 212
Moyenne....................................... 19.17
Maximum.. 63
Minimum... 8

Nous devons noter une morsure de chien et une morsure de chat. Cette dernière a été suivie d'accidents assez insolites, ce qui semble confirmer l'opinion généralement répandue que la morsure du chat est dangereuse.

§ 3. *Contusions.*

Nombre de cas.. 18
Journées de maladie................................... 229
Moyenne... 12.72
Maximum... 31
Minimum... 4

§ 4. *Ulcères variqueux.*

Nombre de cas... 2
    32 et 26 journées.

§ 5. *Hémorroïdes.*

Nombre de cas. 3
    32, 18 et 9 journées.
Une fois il y a eu complication fistuleuse.

§ 6. *Furoncles, anthrax.*

Nombre de cas... 5
Journées de maladie................................... 103
Moyenne... 20.6
Maximum... 31
Minimum... 7

Dans deux cas seulement la maladie a paru revêtir le caractère malin ou charbonneux.

S'il nous était permis d'anticiper sur le compte rendu de l'an prochain, je vous parlerais d'une affection charbonneuse de la face actuellement en traitement. Pour avoir été tardivement traitée, elle a présenté des accidents si formidables, que vos deux médecins ont cru devoir, pendant plus d'une semaine, visiter le malade trois ou quatre fois par jour, ne s'éloignant pour quelques heures qu'avec la crainte de ne pas le retrouver vivant. Les moyens les plus énergiques et les plus douloureux ont été mis en œuvre, et Dieu merci il n'y a plus aujourd'hui de crainte pour la vie. Mais il existe au pourtour de l'orbite des lésions qui laisseront des traces indélébiles et qui compromettront sans aucun doute le jeu des paupières. Puisse au moins cet exemple profiter à ceux qui mettent en oubli la recommandation que nous avons si souvent adressée aux forts à la la viande et à tous ceux qui manient des débris d'animaux. Dès qu'un bouton, une lésion d'apparence même insignifiante apparaît sur la peau, ils doivent recourir au médecin. J'ajouterai cependant que mieux vaut encore l'attendre une journée (la marche de la maladie n'ayant pas une rapidité extrême), que d'écouter les conseils officieux et toujours empressés d'un entourage incompétent et de se contenter ainsi de moyens qui sont toujours mauvais, ne serait-ce que par la sécurité trompeuse qu'ils inspirent.

§ 7. *Luxations*

Une seule luxation de l'épaule a été traitée à l'hôpital.
6 jours de suspension de travail.

§ 8. *Entorses.*

Nombre de cas	4
Journées de maladie	114
Moyenne	28.50
Maximum	33
Minimum	27

Deux fois la maladie a porté sur la main.
Deux fois sur le pied.

§ 9. *Fractures.*

1 fracture de crâne suivie de mort.
7 journées de maladie.

§ 10. *Arthrites traumatiques.*

1 cas.
17 journées de maladie.

§ 11. *Maladies des yeux.*

Nombre de cas...................................... 14
Journées de maladie.............................. 357
Moyenne... 25.50
Maximum... 75
Minimum... 6

Dans le nombre, nous remarquons deux amblyopies, dont l'une surtout pouvait faire craindre une affection du cerveau et qui a guéri au bout de 75 jours.

' Une ophthalmie rhumatismale.

1 kérato-iritis.

1 kératite.

§ 12. *Affections diverses.*

Nous mentionnerons sous ce titre :

1 abcès du sac lacrymal.

9 journées de maladie.

1 ongle incarné guéri par l'arrachement.

11 journées.

Une demi-paralysie des membres à la suite d'une flexion forcée de la colonne vertébrale.

Cet accident, dont les suites ont duré 79 jours, mérite d'être signalé à votre attention.

Dans une partie de campagne, on était couché sur l'herbe quand il vint à l'idée de l'un des promeneurs de faire faire une culbute à un de ses compagnons en le soulevant par les pieds. Vint un moment où tout le poids du patient portait sur la région du cou et où la flexion de la tête atteignait sa dernière limite. Fort heureusement pour lui, l'équilibre ne se maintint pas, et le corps retomba sur le côté. Si la culbute avait été complète et s'était terminée dans le plan du cercle décrit d'abord par les pieds, la luxation des vertèbres du cou pouvait s'accomplir et la mort arriver subitement. Puisse cet exemple vous éloigner de pareils jeux.

Il nous reste à citer :

1 kyste de la main,
    9 journées de maladie.
1 stomatite aphtheuse.
    10 journées.
1 effort musculaire.
    28 journées.
1 ostéite sur une ancienne fracture.
    7 journées.
1 engorgement du sein. Sans suspension du travail.
Une dysurie.
    16 journées.
Une hernie ombilicale enflammée.
    5 journées.
Une tumeur de la cuisse.
    51 journées.

RÉCAPITULATION

De nos 331 malades.

10 n'ont pas suspendu leur travail ou n'ont pas réclamé l'indemnité de maladie.

6 étaient encore en traitement au 1er octobre.

19 ont succombé (1).

En jetant un coup d'œil sur les causes de la mort, on trouve qu'elle a eu lieu :

Par bronchite.	2 fois.
Pneumonie.	2 id.
Phthisie pulmonaire.	5 id.
Cancer.	5 id.
A reporter	14 fois.

(1) Un vingtième figure sur les registres de la Société, mais il n'avait pas achevé son stage et est mort à l'hôpital. Il ne compte pas au nombre de nos 331 malades.

Report	14 fois.
Affections du foie..............................	2 id.
Fracture du crâne.............................	1 id.
Hypertrophie du cœur.........................	1 id.
Albuminurie.................................	1 id.
Total........	19 fois.

Les deux malades atteints de bronchite l'étaient depuis longues années. L'un d'eux, ouvrier en boutons, se trouvait dans l'impossibilité de travailler depuis le mois d'octobre 1861. Il est mort à l'hôpital.

Le second aurait peut-être résisté encore quelque temps si la maladie n'avait été régulièrement exaspérée à tous les changements de saison par le rude métier de fort aux fruits.

L'un de nos deux pneumoniques est celui dont nous avons parlé plus haut et qui est resté privé de soins pendant une quinzaine de jours après une chute sous une voiture.

Le second est au contraire un homme de la halle dans la force de l'âge qui a été pris très-promptement de délire, ce qui peut faire présumer que les habitudes alcooliques ont agi comme cause fâcheuse pour amener la terminaison fatale.

Cinq morts par phthisie, c'est à peu près notre chiffre annuel.

Cinq cancers, maladie tout à fait incurable et qui avait jusqu'à présent sévi moins cruellement parmi nous.

Des deux affections du foie mortelles, l'une, cirrhose, ne pouvait guérir.

La seconde a beaucoup occupé vos médecins qui, ne se trouvant pas suffisamment éclairés, ont appelé en consultation un des praticiens les plus distingués des hôpitaux. Tout a été inutile.

La fracture du crâne ne pouvait guères laisser d'espoir.

L'albuminurie était incurable.

Le malade atteint de maladie du cœur devait fatalement succomber, bien qu'il résistât, nous l'avons dit, depuis plusieurs années. Il s'est éteint dans un âge avancé.

Nous ne trouvons donc dans cette longue liste que deux maladies qui pouvaient laisser quelque espoir :

Une pneumonie avec délire.

Une affection du foie, dont la nature n'a pu être exactement déterminée.

Service des consultations.

Ce n'est ici qu'un aperçu sommaire que j'ai à fournir, les pièces officielles nous faisant défaut pour y puiser les éléments utiles à une statistique.

D'ailleurs, un certain nombre des maladies que nous rencontrerions, ayant pris plus de gravité après quelques jours de traitement, ont nécessité la suspension du travail et figurent dans les chiffres qui précèdent.

J'évalue à huit cents au moins les consultations données dans mon cabinet, d'après les notes que j'ai eu soin de conserver. Mon collègue ayant reçu chez lui à peu près le même nombre de malades, nous arrivon'sau nombre 1,600 qui a, vous le voyez, une certaine importance.

Parmi les faits les plus intéressants je remarque les suivants :

Une morsure de chien au menton chez une jeune fille. Nous nous sommes hâtés de cautériser, bien que l'animal n'eût pas donné de signes d'hydrophobie. Mais il arrive si fréquemment que les premiers symptômes de la rage canine, surtout quand ce sont des personnes étrangères à la médecine qui les observent, se manifestent par une tendance à-mordre, que je crois que, dans le doute, il faut sans hésiter recourir au seul moyen efficace connu, la cautérisation actuelle. Qu'est en effet une souffrance de quelques secondes comparée à l'horreur d'une maladie comme la rage, qui une fois développée ne guérit pas. Je dois dire du reste que notre jeune malade a montré une résolution et un courage que je n'ai pas toujours rencontrés chez des hommes.

Je reviens à l'énumération des principales maladies reçues à la consultation :

Quelques fièvres intermittentes.

Des névralgies diverses.

Des otites chroniques.

Des stomatites.

Une purpura simple.

Des affections utérines, quelques-unes ayant nécessité la cautérisation du col ; quelques autres le rétablissement de l'utérus dévié à sa position normale.

Un retrécissement de l'urètre.

Des affections de la peau.

Un certain nombre d'intérites plus ou moins sérieuses.

Des dyssenteries légères.

Quelques affections d'apparence maligne, pouvant faire craindre le développement de la maladie charbonneuse, mais qui, prises au début, ont été facilement éteintes.

Des affections des yeux.

Les maladies qui se sont répétées le plus souvent ont été comme les années passées :

Les bronchites légères ou rhumes.

Les angines laryngées ou pharyngiennes.

Les douleurs rhumatismales.

Les dyspepsies.

Les gastralgies.

Les anhémies primitives ou consécutives.

Je reprendrai maintenant, si vous le permettez, quelques-uns des chiffres qui nous sont fournis par les précédents comptes rendus.

Le total des maladies dites internes, c'est-à-dire indépendantes de toute action mécanique extérieure, a été :

En 1859-60, de............................... 229

En 1860-61, de............................... 280

A reporter...... 509

Report........ 509

En 1861-62, de 255

En 1862-63, de.................................. 225

Cette année, de................................. 250

Total..................... 1.239

Sur ce nombre :

Les affections bronchiques ont donné............ 296 cas.

Les rhumatismes et névralgies................... 283

Les angines..................................... 86

Les pneunomies et pleurésies.................... 43

Total..................... 708 (1)

Ces quelques groupes morbides comptent [donc pour plus de moitié ($\frac{7}{12}$) dans la totalité des maladies internes que nous avons rencontrées depuis cinq ans.

Or, quelles sont les causes incontestablement déterminantes de ces affections ?

C'est le froid, l'humidité, ou les deux éléments réunis.

Il aurait été facile de trouver dans les autres groupes, un certain nombre de maladies à la production desquelles ces mêmes causes ne sont pas étrangères. Mais les chiffres qui précèdent ne sont-ils pas plus que suffisants pour nous déterminer à vous prémunir de notre mieux contre des influences qui ne sont certes pas spéciales à votre Société, je suis loin de le prétendre, mais auxquelles un certain nombre d'entre vous se trouvent plus exposés que d'autres par la nature de leurs travaux.

(1) ANNÉES	AFFECTIONS BRONCHIQUES.	RHUMATISMES, NÉVRALGIES.	ANGINES.	PNEUMONIES, PLEURÉSIES.	TOTAL.
1859-60....	.... 58....	.... 55....	.... 14....	.... 9....	.... 136....
1860-61....	.... 64....	.... 60....	.... 20....	.... 8....	.... 152....
1861-62....	.... 57....	.... 70....	.... 14....	.... 10....	.... 151....
1862-63....	.... 43....	.... 56....	.... 20....	.... 7....	.... 126....
1863-64....	.... 74....	.... 42....	.... 18....	.... 9....	.... 143....
Total. 296....	... 283....	.... 86....	.... 43....	.... 708....

J'espère donc que vous voudrez bien m'accorder quelques minu.. que je vais employer à ajouter de nouvelles recommandations à celles que j'ai déjà eu l'occasion de vous adresser en passant.

C'est surtout à l'époque des changements de saison qu'il faut se tenir en garde contre les causes que je viens d'indiquer. Le contraire a lieu trop souvent.

Dès les premiers beaux jours, quand commencent à se montrer les rayons d'un soleil dont la trompeuse chaleur tend à faire oublier que l'hiver n'a pas épuisé toutes ses rigueurs, bien des personnes croient pouvoir se départir de toute précaution, tentées sans doute par l'exemple de la nature qui semble préluder à sa parure nouvelle par l'émission de quelques feuilles précoces, de quelques fleurs hâtives. Ce sont, je crois, les dames, qu'elles me pardonnent de le leur dire en face, qui se laissent le plus aisément entraîner à cette coquetterie printanière. On se hâte de rejeter les vêtements trop lourds et trop sombres de l'hiver. Un peu de bien-être, un peu moins de fatigue dans le travail paraît résulter de ce changement prématuré, mais l'économie humaine s'accommode mal de ces transitions brusques. Le nombre de ceux qui contractent ainsi des rhumes opiniâtres, des rhumatismes, ou des affections plus sérieuses a frappé depuis longtemps tous les observateurs. Il faut savoir se résigner à ne rien modifier de sa toilette d'hiver avant que la chaleur soit franchement établie.

Dans les régions méridionales de la France, un vieux proverbe recommande de ne rien changer aux vêtements de la saison froide avant le mois de mai. Dans celles que nous habitons, il n'y a certes rien d'exagéré à reculer cette limite jusqu'au mois de juin. Il est certaines années où il faudrait la porter jusqu'au 15 ou au 25 de ce mois.

Le passage de l'automne à l'hiver est peut-être moins fécond en maladies catarrhales, parce qu'on est généralement plus disposé à se prémunir contre les premières atteintes du froid. Soyez cependant bien prévenus que ce sont les moments de transition qui sont le plus à craindre et qu'il faut toujours être en garde contre l'irrégularité des saisons.

Si l'action d'un froid continu est redoutable, bien plus dange-reux encore est l'effet d'un refroidissement subit au moment où le corps est échauffé et surtout en sueur.

C'est pour cela qu'en 1860, je recommandais à nos forts de ne jamais rester immobiles ou exposés à un courant d'air après un travail pénible ou une course un peu rapide. Je leur conseillais un vêtement supplémentaire pour le temps du repos et j'insistais sur l'usage du gilet de flanelle qu'un faux amour-propre fait trop sou-vent rejeter, alors que, suivant ma manière de voir, chacun sans exception aurait avantage à le porter sous le ciel qui nous abrite.

Ces conseils sont également utiles pour tous ceux qui, par la nature de leurs travaux ou l'effet du hasard, se trouvent placés dans des conditions analogues. J'ai quelquefois entendu plaisanter sur le prétendu préjugé du courant d'air et j'ai la preuve cependant que ce courant d'air auquel on a trop souvent dédaigné de se soustraire a ouvert prématurément plus d'une tombe.

Il est une autre opinion qui peut à plus juste titre être taxée de préjugé et que je veux combattre parce qu'elle est presque univer-sellement acceptée : je ne m'explique pas pourquoi l'usage du linge de fil est regardé comme beaucoup plus sain au contact de la peau que celui du linge de coton, Rien n'est moins vrai, croyez-le bien. Les tissus de lin ou de chanvre quand ils sont imbibés de sueur, se refroidissent avec une facilité extrême. Ils glacent la peau qu'ils touchent et produisent ainsi l'effet que je signalais à l'instant : un refroidissement subit sur le corps échauffé.

Le coton ne présente pas ce grave inconvénient, et sous ce rapport, il se rapproche de la flanelle. Ce fait a été si bien reconnu que les habitants des pays tropicaux regardent comme mortel l'usage des chemises de fil. Aussi, tout récemment, quand le prix du coton s'est subitement élevé par suite de la guerre américaine, ma plus grande préoccupation était qu'il ne devînt plus coûteux que le chanvre ou le lin et qu'on ne vit ainsi se généraliser une habitude que la dépense qu'elle nécessite avait nécessairement restreinte jusqu'à présent. Dieu merci, le prix du coton semble ne devoir pas aller beaucoup plus haut et vous pourrez encore établir une concordance salutaire entre les convenances de l'hygiène et celles de votre budget.

N'oubliez pas enfin que l'humidité joue un très-grand rôle dans la production des maladies qui nous occupent. Pour peu que son action se prolonge, l'humidité amène le refroidissement, et ces deux influences combinées deviennent bien plus funestes.

Évitez donc les habitations humides, surtout les rez-de-chaussée. Privez-vous de quelques inutilités pour entretenir chez vous le feu nécessaire à une dessication suffisante et au renouvellement de l'air. Que vos chaussures vous garantissent contre l'eau de la rue. Jamais ne vous étendez, même au temps des chaleurs, sur l'herbe où sur la terre nue. Dans notre climat il y a dans l'année très-peu de jours où le sol soit suffisamment sec.

Je bornerai là mes réflexions pour cette année. Il y a plus d'avantage, je pense, à ne pas y mêler des idées d'un autre ordre. Vos médecins auront de nouvelles occasions de se faire entendre dans vos réunions. Ils pourront alors compléter au besoin le chapitre que je viens d'ébaucher et en aborder successivement de nouveaux.

37836   Imprimerie Renou et Maulde, rue de Rivoli, 144.

www.ingramcontent.com/pod-product-compliance
Ingram Content Group UK Ltd.
Pitfield, Milton Keynes, MK11 3LW, UK
UKHW021204140726
13695UKWH00005B/2325